AF358329

MÉMOIRE

SUR

LE DÉVELOPPEMENT ET LES MIGRATIONS

DES

SCLÉROSTOMES

Lu à l'Académie impériale de médecine, dans la séance du 28 juin 1864

PAR

M. G. COLIN

PROFESSEUR A L'ÉCOLE IMPÉRIALE VÉTÉRINAIRE D'ALFORT

PARIS

TYPOGRAPHIE DE RENOU ET MAULDE

RUE DE RIVOLI, N° 144

—

1864

MÉMOIRE

SUR LE

DÉVELOPPEMENT ET LES MIGRATIONS DES SCLÉROSTOMES.

MESSIEURS,

Il y a à peine un quart de siècle que l'helminthologie était encore la partie la plus obscure de l'histoire naturelle. Toutes les connaissances que l'on avait acquises à ce sujet se bornaient à la caractéristique et à la classification des espèces ; on ignorait l'origine, le mode de développement, les transformations et les migrations de la plupart des vers.

Aujourd'hui, grâce à des travaux de premier ordre, l'obscurité qui enveloppait naguère l'histoire des entozoaires commence à se dissiper ; de vives lumières sont jetées, comme par enchantement, sur ses questions les plus ardues ; des voies nouvelles s'ouvrent de tous côtés pour conduire les observateurs à d'intéressantes découvertes.

Il n'est plus nécessaire maintenant de recourir à des hypothèses pour rendre intelligible la genèse et la multiplication des helminthes. On nous montre les œufs, les embryons, les larves de vers arrivant dans l'organisme avec les aliments, avec l'eau, avec l'air même, entrant par toutes les portes, ou se frayant des passages artificiels ; on nous donne les moyens de suivre la trace de ces ennemis, de les surprendre aux différentes étapes de leur parcours et de constater les changements qu'ils subissent avant d'arriver à leur état définitif.

Ainsi nous savons que certains vers sont constamment parasites, tandis que d'autres passent au dehors, en complète liberté, une partie de leur existence, soit au début pour se développer, soit à la fin pour disséminer leurs germes. Les belles recherches de Siebold et de Van-Beneden nous ont appris que beaucoup d'espèces revêtent plusieurs formes successives, changent d'habitation et de mœurs, vivent d'abord dans des kystes, puis sur des surfaces libres, transmigrent d'un animal à un autre, d'après des lois fixes, et se reproduisent par des gemmes avant de se reproduire par des œufs. C'est surtout parmi les trématodes et les cestoïdes que s'observent ces curieuses particularités.

Le vaste groupe des nématoïdes qui comprend les vers dont je me propose de tracer brièvement l'histoire n'a pas, comme les deux précédents, d'espèces à métamorphoses et à double reproduction. Tous les nématoïdes sont monogénèses et à développement direct ; mais beaucoup d'entre eux sont primitivement agames et seulement sexués à la fin de leur vie. Ils se divisent naturellement en deux catégories.

Ceux de la première vivent dans des kystes, dans le tissu des organes, dans des cavités closes, comme dans les muscles, les glandes, le globe de l'œil, le cœur, les vaisseaux, les membranes séreuses.

Ceux de la seconde vivent sur les surfaces libres, dans les cavités ouvertes au dehors, comme le nez, les voies lacrymales, la trachée, les bronches, l'estomac et l'intestin ; ils peuvent être introduits dans l'économie à l'état d'œufs, de larves, et en sortir sous la même forme, ou complétement développés pour continuer leur existence sur le sol ou dans les eaux.

Une autre distinction importante doit être établie parmi les nématoïdes de l'intestin. Il en est qui ne s'attachent point aux parois des cavités où ils sont enfermés, qui se nourrissent aux dépens du contenu des organes et qui pondent leurs œufs autour d'eux, sans nul souci de leur progéniture ; tels sont : l'ascaride, l'oxyure, le trichocéphale. D'autres, au contraire, comme je le démontrerai tout à l'heure, s'attachent aux parois intestinales, vivent du sang qu'ils sucent et non des matières offertes par la digestion ; ils déposent leurs œufs dans les tissus. Ces derniers sont primitivement agames et enkystés, puis libres et sexués ; ils peuvent se déplacer, se disperser dans plusieurs organes, offrir des différences notables quant aux formes et aux moyens d'existence, tels vont se montrer les sclérostomes.

Ces vers, si communs chez les solipèdes, sont pourtant bien loin d'être parfaitement connus. Depuis Rudolphi, la plupart des zoologistes les rangent au nombre des strongles, surtout à cause de la disposition de la bourse caudale du mâle ; mais ils s'en distinguent par des caractères très-saisissables.

Ce sont des helminthes à corps cylindrique, peu flexible, atténué postérieurement, brunâtre, rougeâtre ou blanc, à tégument presque lisse, pourvus d'une bouche terminale, orbiculaire, aussi large que la tête, toujours béante, garnie à l'entrée d'une couronne de soies et intérieurement d'une capsule sphéroïdale résistante. Ils ont un œsophage cannelé en massue, et un long intestin. Le mâle a deux spicules entourés d'une bourse caudale à deux lobes; la femelle a des ovaires enroulés autour de l'intestin, un oviducte à deux branches et une vulve sur le tiers postérieur de la longueur du corps. Elle pond des œufs elliptiques qui ont à peine un dixième de millimètre de diamètre.

On trouve chez le cheval et les autres solipèdes plusieurs sclérostomes que les observateurs considèrent comme des espèces ou des variétés plus ou moins distinctes. La première, qu'on voit en grand nombre attachée à la muqueuse du cœcum et de l'origine du côlon, est le *sclerostoma equinum* de Dujardin, dont la bouche est garnie de soies ou de franges; la seconde, habitant les mêmes parties, est le *sclerostoma tetracanthum* de Diesing, dont la bouche a quatre papilles. Une troisième se voit dans de gros kystes des parois intestinales; une quatrième dans les anévrysmes de la mésentérique : c'est celle à laquelle M. Rayer a donné le nom de *strongylus armatus minor*; une cinquième niche en dehors de l'intestin et entre les lobules du pancréas; enfin une sixième très-voyageuse, se répand dans le tissu cellulaire sous-séreux, notamment dans le voisinage de la veine porte et dans les ligaments du foie.

Or, Messieurs, ces six types de sclérostomes, si différents qu'ils puissent paraître par l'aspect, les dimensions du corps, la forme de la bouche, celle de ses armures et par l'organisation intérieure, ne constituent cependant qu'une seule espèce. Ils dérivent d'un type unique dont les individus doivent être dispersés. Nous allons voir, en effet, que parmi les produits d'une génération qui vient d'éclore, la plupart se répandront dans l'intestin, tandis que les autres demeureront dans des kystes, s'engageront dans les vaisseaux, s'installeront dans certains organes ou demeureront égarés dans des voies inaccoutumées. Tous les changements que nous constaterons seront le résultat de l'âge et des conditions d'existence !

Au premier abord, il peut paraître singulier qu'un ver habituellement greffé sur la muqueuse du cœcum soit un ver à migrations. Cela est même d'autant plus étonnant que chacune des espèces propres au tube digestif a sa région bien déterminée. Le *spiroptère* se confine dans les tumeurs de l'estomac, le *lombric* dans l'intestin grêle, l'*oxyure courbé* dans le dernier renflement du côlon, et ce cantonnement semble si nécessaire que le parasite meurt s'il vient à en sortir, comme on le voit si souvent pour les *ascarides* qui descendent dans le cœcum ou dans le côlon. Notre sclérostome, tout voyageur qu'il semble, ne se soustrait point, sous ce rapport, à la loi commune. Bien qu'il soit répandu sur toute l'étendue du cœcum et de la première partie descendante du côlon, il ne remonte jamais dans l'iléon et ne descend pas au delà de la courbure sus-sternale; il n'entre ni dans le département des *lombrics* ni dans celui des *oxyures*. C'est seulement au niveau de sa propre région qu'il s'échappe de la cavité intestinale. Nul doute que sa vie ne fût en danger s'il s'écartait sensiblement de ces limites. Néanmoins ce même helminthe, qui ne saurait passer d'une partie de l'intestin dans la partie la plus voisine, pourra, en commençant ses pérégrinations de bonne heure, se disperser dans les régions les plus diverses et les milieux les plus différents.

A la surface de la muqueuse du cœcum le sclérostome se trouve en grand nombre, sur la moitié au moins des chevaux qu'on examine. M. Dujardin ne l'a jamais vu manquer à Toulouse et à Rennes ; mais à Vienne on ne le rencontre que sur le cinquième des sujets examinés. C'est par centaines qu'on le compte et à peu près indifféremment à toutes les époques de l'année. On en voit souvent sur le même animal deux générations à la fois, l'une adulte, l'autre encore toute jeune. J'ai eu maintes fois l'occasion de constater ce fait.

Ces vers, sur l'animal vivant, et immédiatement après la mort de leur hôte, ne nagent point au milieu du contenu de l'intestin; ils sont assez solidement attachés à la muqueuse par les fines dentelures qui garnissent l'entrée de leur bouche, moins bien cependant que les *tœnias* avec leurs crochets et l'*échinorhynque* avec sa trompe. Leur point d'attache est indiqué par une tache rougeâtre assez persistante.

Presque toujours, dès que l'âge adulte est arrivé, ces vers s'accouplent et demeurent unis même après la mort; le mâle est attaché à sa femelle d'une manière très-intime, par suite de l'écartement des lobes de la bourse caudale à l'entrée de l'oviducte; leur accouplement, pour ainsi dire permanent, rappelle celui du *syngame* des oiseaux, où les deux sexes, une fois rapprochés, ne sont plus séparables.

La ponte, qui devient après l'accouplement l'acte le plus important de la vie du sclérostome, ne se fait point comme dans la généralité des helminthes. Notre ver, qui, relativement aux autres espèces, produit un petit nombre d'œufs, ne doit point les répandre autour de lui, à la surface de la muqueuse ou au milieu des matières intestinales. Il n'y a, dans la région qu'il occupe, ni le gazon de villosités, ni les couches épaisses de mucus qui retiennent les œufs de l'*ascaride* dans le duodénum; il n'y a autour de lui ni ces recoins paisibles, ni ces replis ineffaçables qu'on voit dans certaines parties du côlon, ni ces conditions de stabilité qui permettent aux œufs de l'*oxyure* de séjourner dans le renflement gastrique : la fluidité des matières du cœcum, les mouvements violents et rapides du réservoir les emporteraient infailliblement. Ces œufs doivent être fixés non-seulement pour résister au courant intestinal, mais encore pour se maintenir dans un état favorable à leur développement; ils ne jouissent pas, comme ceux des *ascarides* et des *trichocéphales*, de la faculté d'éclore en rentrant dans le tube digestif après avoir passé plusieurs mois hors de l'économie; enfin, ils ont besoin, pour subir l'incubation, d'être déposés chacun dans un véritable nid. C'est en effet ce qui se passe. Dès que la ponte est achevée, on voit le tissu de la membrane muqueuse du cœcum parsemée de corpuscules blancs, qui sont les œufs du sclérostome.

Comment ces œufs sont-ils introduits dans la membrane interne de l'intestin? Je ne sais, et toutes mes observations pour éclaircir ce point sont demeurées sans résultat. Est-ce dans la piqûre que le ver produit avec sa bouche, ou est-ce dans les orifices libres des glandules que la femelle dépose l'œuf? L'un de ces modes d'introduction est aussi probable que l'autre, car l'œuf, qui a environ un dixième de millimètre, peut aisément entrer, soit dans une piqûre, soit dans l'ouverture d'un follicule.

Si l'embryon se formait dans l'œuf du sclérostome avant la ponte, on pourrait croire qu'il s'engage lui-même dans la muqueuse, comme l'embryon de la *filaire de Médine* paraît s'engager dans les bulbes pileux ou dans les solutions de continuité de la peau; mais il est hors de doute que cet embryon de sclérostome ne se forme point dans l'œuf avant la ponte ni même avant son dépôt dans le tissu muqueux.

Quoi qu'il en soit, la ponte une fois achevée, on voit une grande quantité d'œufs dispersés avec la plus grande régularité dans la muqueuse, tantôt assez éloignés les uns des autres, tantôt rapprochés de manière à laisser entre eux à peine un centimètre d'intervalle. Dans ce dernier cas, la surface du cœcum et de la première partie du côlon étant d'à peu près deux mètres carrés, leur nombre approximatif peut être évalué à une quinzaine de mille. Ils représentent de petits grains non saillants, de même teinte que la muqueuse et sans injection à leur périphérie. En les examinant au microscope, on s'assure qu'ils ont conservé leur forme elliptique, l'aspect lisse de leur surface et la forme de la masse vitelline. Voici les différents états par lesquels passe l'œuf du sclérostome pendant l'incubation.

1° Dans les premiers temps qui suivent la ponte, l'œuf a, à peu de chose près, les dimensions qu'il a acquises dans l'oviducte. Ses enveloppes sont transparentes et son vitellus les remplit en grande partie. Il n'a pas contracté d'adhérence avec les parois de la petite dépression où il a été déposé;

2° Un peu plus tard, le vitellus se divise en deux masses sphéroïdales plus ou moins distinctes, mais toujours accolées l'une à l'autre. Cette division marque le début de l'incubation;

3° Après cette première division, le fractionnement continue; les deux masses vitellines principales se subdivisent et on voit successivement quatre, huit et un plus grand nombre de petites sphères toujours en conctact les unes avec les autres, mais éloignées des membranes extérieures;

4° Lorsque la segmentation est arrivée à son terme, le blastoderme qui enveloppe complétement le vitellus s'allonge et replie la masse sur eile-même, de manière à lui donner la forme d'un rein très-échancré;

5° Enfin, une fois que l'aspect mûriforme ou framboisé du vitellus disparaît, on voit l'embryon se dessiner sous la forme d'un cylindre plié en deux sur lui même. Cet embryon s'enroule ultérieurement dans différents sens.

Pendant que ces changements se sont opérés, la petite tumeur qui a l'œuf pour centre a grossi; elle est devenue saillante comme un follicule hypertrophié, tout en conservant sa couleur. Mais dès que l'embryon s'est replié au moins deux fois sur lui-même, la tumeur prend l'aspect d'un kyste rougeâtre, proéminent, ayant un millimètre de diamètre, c'est-à-dire dix fois celui de l'œuf au moment de la ponte. On le distingue alors aisément à l'œil nu, quelle que soit l'épaisseur de la muqueuse.

Cette incubation achevée, l'embryon est vivant et capable de se mouvoir dans ses membranes, mais il n'est point encore en mesure de sortir. Loin de ressembler aux jeunes strongles des bronches et aux filaires de la conjonctive, qui vivent en pleine liberté tout en s'échappant de l'oviducte maternel, il a besoin d'une longue protection dans son jeune âge. Aussi continue-t-il à vivre au sein de la membrane muqueuse, où il prend vingt à vingt-cinq fois les dimensions primitives de l'œuf.

Il importe, Messieurs, de bien distinguer cette période de la vie enkystée de la véritable phase embryonnaire, quoiqu'il n'y ait pas de ligne nette de démarcation entre elles. Dans la phase embryonnaire proprement dite, le jeune sclérostome prend tout le développement qu'il peut acquérir aux dépens du vitellus, et il arrive a l'état où se trouve la jeune filaire, le jeune *spiroptère* en sortant de l'œuf. Mais dans la seconde période, le ver, qui a épuisé la totalité de la matière nutritive de l'œuf, en emprunte à la muqueuse. Une substance jaune rougeâtre remplit le kyste, baigne de toutes parts le petit ver, s'introduit dans son intestin et s'infiltre sous sa peau, où sa couleur la rend très-reconnaissable : elle lui permet d'arriver très-vite à une longueur de plus d'un centimètre, c'est-à-dire vingt fois plus considérable que celle qu'il avait au début. A cet état transitoire, le sclérostome peut être comparé à la *trichina spiralis* de l'homme, du chien et de plusieurs autres animaux. Les deux vers, en effet, occupent un kyste parfaitement clos, s'y trouvent diversement enroulés, contournés en spirale, et y vivent aux dépens des sucs apportés par endosmose. Un simple coup d'œil sur les figures des deux helminthes suffit pour faire saisir cette frappante analogie. Celle-ci, du reste, porte encore sur d'autres points très-importants de structure ; je me bornerai à citer dans les deux l'absence complète des organes sexuels.

Pendant cette période d'attente, le *sclérostome* a pris un épiderme un peu plus épais que celui qu'il possédait au terme de l'incubation ; sa bouche s'est garnie d'une première armure de soies capable de l'attacher à la muqueuse et de lui permettre d'effectuer la succion ; son intestin s'est considérablement élargi ; le kyste, qui est devenu volumineux, saillant, d'une teinte rougeâtre très-foncée, s'ouvre en un point. Dès lors le petit ver peut sortir et se fixer immédiatement à la surface interne du cœcum. C'est ce qui arrive successivement à tous les produits de la nouvelle génération, lesquels prennent d'une manière insensible les caractères indiqués tout à l'heure, et deviennent bientôt aptes à reproduire leur espèce.

Mais, Messieurs, cette mise en liberté des sclérostomes n'est point un sort commun à tous les individus. Plusieurs d'entre eux doivent continuer à vivre hors de l'intestin, dans ses tuniques mêmes, ou entreprendre des migrations plus ou moins lointaines qu'il faut examiner rapidement.

Les sclérostomes agames qui se maintiennent dans l'épaisseur des tuniques intestinales, continuant à se développer, se trouvent bientôt à l'étroit au milieu de leur kyste ; ils soulèvent la membrane muqueuse, creusent autour d'eux une sorte de caverne qui leur permet de se mouvoir librement. Cette caverne, du volume d'une fève, d'une noisette ou d'une petite amande, s'entoure de parois épaisses, lisses, se remplit de sang et de matière purulente ; puis elle finit par se mettre en communication avec l'intestin au moyen d'une petite ouverture qui donne issue au trop plein de la poche. Le cœcum, surtout vers sa pointe, et les parties antérieures du côlon replié offrent souvent de ces tumeurs en petit nombre ; ils en montrent quelquefois beaucoup de disséminées avec une certaine régularité.

Le ver de ces grosses poches sous-muqueuses ne conserve point l'aspect qu'il avait dans les petits kystes ; il blanchit ou prend une teinte rosée, suivant qu'il se trouve baigné de pus ou de sang ; il grossit considérablement tout en demeurant court ; sa bouche prend des dentelures et une capsule de plus en plus grandes ; la bourse caudale se développe dans le mâle. Mais ni dans l'un ni dans l'autre sexe les organes génitaux internes ne se forment régulièrement : le sclérostome demeure constamment stérile. Quand il vient à mourir, la tumeur qui le logeait s'affaisse, se débarrasse de son contenu ; elle disparaît ou se remplit de matière tuberculeuse.

Ce deuxième état du *sclérostome* paraît assez rare parmi les autres helminthes. Le *strongle à côtes obliques* paraît en offrir un exemple, car il vit, d'après Dujardin, dans des tumeurs de l'estomac et dans l'intestin d'un campagnol. Il n'a rien de commun avec ce que nous montre le *spiroptère mégastome*, car celui-ci vit constamment, en grand nombre, dans des tumeurs multiloculaires de l'estomac, et il s'y reproduit avec rapidité par des œufs presque éclos en sortant de l'oviducte. Notre *sclérostome*, dans les siennes, est au contraire ordinairement solitaire ; de plus, il y est toujours agame et par conséquent stérile.

Cette forme de sclérostome est donc une déviation du type représenté par les individus qui vivent dans l'intestin. L'état du ver que renferment les tumeurs sous-muqueuses, son arrêt de développement, sa stérilité suffiraient pour démontrer cette assertion si elle n'était suffisamment légitimée par l'ensemble des caractères anatomiques.

Arrivons maintenant à une autre forme de l'helminthe : celle qu'on peut appeler anévrysmatique ; elle est plus curieuse encore que la précédente.

Depuis l'illustre Ruysch, tous les observateurs ont constaté la présence de vers dans une dilatation plus ou moins marquée qui existe à l'origine de la grande mésentérique du cheval, vers que Rudolphi a appelés *strongylus armatus*, et que M. Rayer a étudiés avec beaucoup de soin. Ce sont encore des émigrants très-profondément modifiés dans un nouveau milieu, mais pas assez pour avoir perdu les attributs caractéristiques de leur espèce.

Ces sclérostomes hématiques existent au moins sur les deux tiers, quelquefois sur les trois quarts des chevaux qu'on examine, surtout si ces animaux sont âgés. Ils ne sont point libres dans la dilatation. Pour résister à l'impulsion du sang, ils se fixent à la surface ou dans l'intérieur d'un caillot fibrineux, irrégulier, adhérent lui-même à la paroi de la poche anévrysmale. Cette sorte d'embolie constitue une petite île toujours baignée de sang, sur laquelle les vers se maintiennent en nombre variable de un jusqu'à une trentaine, rarement davantage.

Au premier aspect, ces sclérostomes ne rappellent nullement ceux de l'intestin. Ils ont à peine deux à trois centimètres de longueur ; ils sont pâles, rosés ou tout à fait blancs, mais, vus au microscope, ils montrent l'armure buccale, la capsule sphérique, l'œsophage et l'intestin des sclérostomes. Les sexes sont distincts à l'extérieur, le mâle a une bourse caudale. Néanmoins les organes internes de la génération ne sont point développés : les femelles les plus volumineuses n'offrent aucune trace d'œufs. Parmi tous les individus que j'ai observés, je n'ai vu aucune exception à cette règle ; jamais non plus je n'ai rencontré de sujets accouplés.

Le sclérostome des anévrysmes vit de sang comme celui de l'intestin ; mais il l'aspire directement autour de lui, sans attaquer les parois artérielles. Il ne s'attache point à la surface interne du vaisseau comme celui de l'intestin le fait à la muqueuse ; les caillots fibrineux le retiennent assez solidement ; mais peut-être ne reste-t-il pas étranger au travail de désorganisation qui a pour résultat de faire adhérer le caillot aux parois artérielles, car en un point, au centre de cette adhérence, la membrane interne et les couches superficielles de la tunique moyenne sont comme corrodées.

Nul doute que les sclérostomes anévrysmatiques ne viennent de l'intestin alors qu'ils sortent de leurs kystes. Comme à cette époque ils sont en rapport avec les divisions artérielles des réseaux sous-muqueux, ils peuvent s'engager dans l'une d'elles et arriver, après un trajet de quelques centimètres, dans l'anévrysme permanent de la mésentérique. Cela est surtout facile à ceux de la partie supérieure du cœcum et de l'origine du côlon, dans les points où ces régions de l'intestin sont accolées aux troncs artériels. La même chose arrive du reste quelquefois sur le trajet des artères côliques et des cœcales, où j'ai vu des dilatations ovoïdes contenant un caillot adhérent et quelques vers. L'absence d'organes sexuels complets, chez tous les habitants de ces divers anévrysmes, indique assez qu'ils ont dû effectuer leur émigration à l'époque de leur jeunesse, alors qu'ils étaient agames.

Les sclérostomes anévrysmatiques, par le fait de leur stérilité, de leur petit nombre, de leur localisation à l'origine du tronc mésentérique, ne peuvent être comparés aux autres helminthes des vaisseaux. Le *sténure* des sinus veineux du crâne du marsouin, par exemple, se répand dans les autres parties du système vasculaire. Le *nématoïde* indéterminé que M. Serres a trouvé dans les cavités droites du cœur du chien, se disperse dans toute l'étendue de l'artère pulmonaire. Les *filaires* microscopiques observées dans le sang du chien par MM. Gruby et Delafond, dans celui du rat par M. Chaussat, dans celui de la grenouille par MM. Valentin et Vogt, se disséminent partout. Les helminthes volumineux seuls ne sauraient aller très-loin. Tel le *distome hématobie*, que Bilharz a vu fréquemment chez les Egyptiens dans le système de la veine porte et dans d'autres veines des viscères abdominaux, distome adulte, sexué, qui envoie des œufs dans la muqueuse de l'intestin et même jusque dans les voies urinaires.

Je passe au sclérostome du pancréas.

On trouve souvent, Messieurs, chez le cheval, des vers dans la substance du pancréas, ou entre cette glande et le gros intestin ; quelquefois un ou deux seulement, plus rarement dix, quinze et même davantage, tantôt dispersés, tantôt rassemblés par petits groupes de deux ou trois individus. Dans ce dernier cas, ils semblent logés dans des sortes de nids, arrondis, rougeâtres, à parois irrégulières formées par la tunique charnue de l'intestin, par le tissu cellulaire congestionné et les lobules de la glande. Ces nids, dont j'ai vu le nombre s'élever jusqu'à trente-six, communiquent parfois les uns avec les autres ; ils contiennent assez rarement du pus mêlé à du sang. Les sclérostomes s'y meuvent avec liberté, sans pouvoir passer dans les canaux ni rentrer dans l'intestin.

Ces vers pancréatiques ne ressemblent ni à ceux de l'intestin ni à ceux des artères ; ils sont un peu plus petits que les premiers, mais beaucoup plus gros que les seconds ; leur corps est rosé, leur tube digestif rougeâtre, leur bouche armée d'une couronne de soies et d'une capsule. Les sexes y sont bien distincts ; le mâle a des spicules et une bourse caudale, la femelle a des ovaires et des oviductes enroulés autour de l'intestin ; mais, chose remarquable, ces oviductes, au lieu de contenir des œufs, sont pleins d'une matière blanche, granulée, dont les caractères sont constamment les mêmes sur les femelles isolées et sur celles qui sont au voisinage des mâles.

Ici encore nous avons affaire à des sclérostomes stériles, qu'on ne voit jamais accouplés, bien qu'ils possèdent les organes extérieurs et intérieurs distinctifs des sexes. Ces derniers organes, si volumineux qu'ils soient, ne produisent pas d'œufs. En effet, à côté de la génération adulte, et dans ces nids si bien disposés pour abriter des petits, on ne rencontre jamais ni œufs, ni embryons, ni kystes indiquant l'aptitude de ces helminthes à la reproduction.

Le sclérostome du pancréas, stérile comme celui des tumeurs sous-muqueuses de l'intestin et des anévrysmes, se rattache manifestement, par tous ses caractères, au type qui vit en liberté dans le cœcum. C'est un émigrant qui est venu se fixer dans la glande, soit en traversant directement les parois intestinales, soit en s'échappant des vaisseaux où il aurait préalablement stationné. En suivant le premier itinéraire, il lui suffit, après être sorti des petits kystes muqueux, d'écarter les faisceaux de la membrane charnue de l'intestin, et le voilà à la face inférieure du pancréas sans avoir de lames séreuses à percer. S'il vient de l'anévrysme, il peut encore, par les petites artérioles que celui-ci donne au pancréas, y aborder avec non moins de facilité.

Tous les sclérostomes émigrants n'ont pas, Messieurs, comme ceux qui précèdent, une destination fixe; tous ne forment pas comme eux des colonies dont la circonscription est bien déterminée. Il en est qui paraissent voyager sans but, ou qui s'égarent en chemin. Ce sont les sclérostomes erratiques qu'on voit, ou au voisinage du rein ou auprès des piliers du diaphragme, dans les ligaments du foie, ou enfin autour de la veine porte.

Ces derniers, fort rares d'ailleurs, sont ordinairement solitaires, blancs, courts, contournés sur eux-mêmes, dans des poches étroites ou à parois un peu ensanglantées, plus gros que ceux des anévrysmes, cependant moins que ceux de l'intestin. Ils ont la bouche garnie de soies, la capsule globuleuse, l'œsophage triquètre et en massue, de même que tous les autres; mais ils n'ont point les organes internes de la reproduction tout à fait développés; ils sont aussi frappés de stérilité.

Cet état des sclérostomes, perdus dans le cours de leurs migrations irrégulières, ne doit point être confondu avec celui de beaucoup d'autres vers considérés comme erratiques. Il y a chez l'homme, comme on le sait, des lombrics erratiques qui sortent de l'intestin, s'engagent dans le foie, dans les canaux pancréatiques ou ailleurs ; mais ce sont des lombrics adultes, sexués, et non des vers arrêtés dans leur développement. Il y a aussi, chez le hérisson et la taupe, un *ascaride* qui vit également tant dans les kystes du péritoine que dans le tube intestinal. Plusieurs autres animaux ont de même des *échinorhynques* en dehors de l'intestin et dans les replis du mésentère. Mais on ne sait pas bien si ces helminthes sont là, transitoirement, pour se rendre ailleurs, s'ils sont réellement égarés, ou bien en voie de développement.

Là se ferme le cycle des migrations du sclérostome du cheval.

Ainsi que vous avez pu le voir, Messieurs, la forme typique et parfaite de l'helminthe est celle qu'il revêt dans la cavité de l'intestin. C'est seulement sous cette forme qu'il réunit tous les attributs de l'espèce et qu'il en remplit toutes les fonctions, c'est dans l'intestin seul qu'il peut la prendre ; c'est là qu'il s'accouple et qu'il dépose ses œufs dans le tissu de la membrane muqueuse.

De ces œufs naissent des milliers d'embryons qui continuent longtemps à vivre, roulés en spirale, dans des kystes analogues à ceux de la trichine des muscles de l'homme. Ce sont ces petits, pourvus d'une bouche disposée pour la succion et d'un long tube digestif, mais dépourvu d'organes sexuels, qui deviennent le point de départ de tous les types ou plutôt de toutes les déviations de types signalées plus haut.

La plupart de ces petits font irruption à la surface de la muqueuse du cœcum, y deviennent rapidement sexués et constituent les individus prolifiques qui seront la souche des générations subséquentes.

Au contraire, ceux qui ne veulent point participer à cette vie commune et libre sont frappés d'un arrêt de développement, d'une stérilité complète ; ils demeurent agames et ne comptent plus pour l'espèce.

Parmi ces derniers, il en est qui demeurent dans les parois intestinales, au centre d'un kyste agrandi ou d'une petite poche ; ils y prennent des dimensions assez considérables ; leurs organes sexuels accessoires se dessinent sans que les organes reproducteurs essentiels éprouvent leur évolution naturelle.

D'autres, encore petits, s'engagent dans des artères et notamment dans la dilatation anévrysmale de la mésentérique, s'y maintiennent à la faveur de caillots fibrineux plus ou moins adhérents; ils y passent leur vie sans donner de postérité.

Un certain nombre d'autres, également sortis des premiers kystes de l'intestin, vont s'établir par petits groupes dans le pancréas; leurs organes reproducteurs, surtout ceux des femelles, se forment en grande partie; néanmoins ils ne peuvent ni s'accoupler ni donner des œufs.

Enfin quelques-uns, sans destination fixe, s'égarent en chemin dans plusieurs parties de l'abdomen; ils sont blancs, plus ou moins achevés, mais stériles de même que les autres qui s'éloignent du type normal.

Ces dernières formes de sclérostomes ne sont pas, comme on pourrait le croire, des formes transitoires, ce sont des formes avortées, perdues. Sous aucune d'elles le parasite ne présente les caractères d'une larve qui se rendrait dans telle ou telle partie, soit pour se développer, acquérir la faculté de se reproduire et revenir à son point de départ. Toutes sont incomplètes, toutes sont une déviation du type qui vit en liberté dans l'intestin ; toutes dérivent de ce type, s'y rapportent par les caractères tirés de la tête, de la bouche, des organes digestifs; elles n'en diffèrent que par un arrêt plus ou moins marqué de développement et par la stérilité.

Les particularités qui caractérisent la reproduction et les migrations de ces nématoïdes les distinguent nettement des vers à migrations extérieures. Les premières migrations sont les seules que les sclérostomes puissent éprouver, car ils meurent très-vite en dehors de l'intestin et leurs œufs n'éprouvent d'incubation qu'autant qu'ils sont déposés dans le tissu de la muqueuse. Les œufs pondus et entraînés au dehors n'y éclosent point et ils seraient en vain réintroduits avec les aliments et les boissons.

Ces migrations intérieures méritent d'être opposées à celles qui ont lieu d'un animal à un autre, à celle des cestoïdes, des trématodes si bien observées dans ces dernières années, comme aussi à celles du pentastome des ruminants et des nématoïdes du foie des rats que j'ai naguère signalées.

Peut-être sont-elles plus communes qu'on ne le pense et leur étude est-elle appelée à rayer des catalogues zoologiques beaucoup d'espèces aussi fictives que celles que l'on était tenté de grouper dans le genre *sclerostoma*.

36300   PARIS. — Typographie de RENOU et MAULDE, rue de Rivoli, 144.

www.ingramcontent.com/pod-product-compliance
Lightning Source LLC
LaVergne TN
LVHW010823180726
843502LV00009B/3505